POESIAS
VERÔNICA

Verônica Ruviaro Bonato

Editora Verso

R. Doutor Goulin, 1523 – Alto da Glória
CEP 80040-280 – Curitiba-PR
(41) 3254-1616 e (41) 3558-8001
editorainverso@editorainverso.com.br
www.editorainverso.com.br
Facebook.com/editorainverso
Instagram @editorainverso

Coordenação editorial
Cristina Jones
Editora InVerso

Capa
Adriane Baldini

Revisão
Jhenyffer Nareski

Diagramação
Carlos LW Jorge

Dados internacionais de catalogação na publicação
Mona Youssef Hammoud - CRB/ 9ª -1393

B699v BONATO, Verônica Ruviaro. **Verônica**
Curitiba: InVerso, 2020.
118p. 13x19cm - PTBR

ISBN: 978-65-86436-71-6

1. Poesia 2. Autorreflexão 3. Observação do cotidiano
I. Título

CDD: B869.14

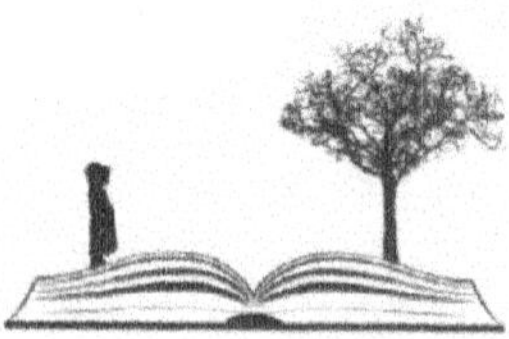

A todos que de alguma forma
contribuíram ao despertar da
poesia até sua realização.

Agradecimentos

Inicialmente aos meus familiares, e de modo especial ao meu irmão, que inteligentemente me ensinou a ler bem antes de ir à escola e, com isso, descobrir a rima, e consequentemente a me encantar pela poesia desde a minha infância, bem como ter tido a possibilidade de acesso à leitura precocemente.

Prefácio

Tendo em vista a realidade vivida pelos seres humanos no Universo como um todo, a presente obra trata da vida na forma de poemas cujas rimas retratam as realidades vividas por eles, contendo sentimentos sublimes, sensuais, românticos, singelos, críticos e sociais, os quais a própria vida proporciona nas suas diversas formas de viver. Enfim é uma realidade, na forma de vida no Universo.

Além de sentimentos, pretende-se transmitir a vida vivida, o conhecimento de acordo com cada assunto tratado, com a responsabilidade necessária, buscando alertar a vida vivenciada pela humanidade na sua existência, não só de forma romântica, mas também para situações que podem ser evitadas, vivendo de forma harmônica, consciente, e que vai muito além de um sentimento. Trata-se de ações que são indispensáveis para que haja harmonia, alegria, sonhos, prosperidade por parte de todos.

A dor do grito

Agride a alma
O eco do grito
Que busca a calma
D'alma em conflito.

Olhando o firmamento,
Cessa o lamento,
Dissolve o tormento,
Que tanto azucrina.

E a alma se renova,
Na dor que termina
E a vida retorna,
Forte e cristalina.

A Gralha-Azul

Voe, sobrevoe, ave da prosperidade,
Voe nos campos e nas cidades,
Num contínuo revoar,
Viva,
Sê altiva,
Nesta terra sempre viva
Cante que tu encantas
Às vidas tantas, com teu cantar.

Insista, não desista,
Teu plantar naturalista,
Mantenha-te altruísta,
Teu plantio se faz maná.
Ave símbolo desta terra
Das araucárias e primaveras,
A natureza a ti venera,
Os pinheirais do Paraná.

Encantas enquanto canta,
A nobres plantas, a replantar,
Das copadas mais altivas,
A crocitar te faz convivas.
Ó Gralha Azul,
Que sempre vivas
No Paraná a reflorestar.

À luz de um Novo Olhar

À luz de um novo olhar,
De amor e compreensão,
Faz crescer e prosperar
Ver noutra dimensão.
De um jeito especial,
Na fala da razão
Que sabe como usar,
A voz do coração,
Feito para amar,
Amar sem exceção.

À luz de um grande amor,
Num momento incomum,
Leva o homem a prosperar,
E deixar de ser mais um.

No seu novo caminhar,
À luz de um grande amor,
Houve quem ousou sonhar,
E acreditar num sonhador.
Que foi capaz de projetar,
Um futuro promissor,
Praticando o verbo amar,
Fez-se, então, educador.

A sorte da índia

A sorte da índia
Tive quando nasci
Filho da mata,
E na selva vivi.
O belo da vida,
Vivendo, cresci.
Ó vida da mata,
Que saudades de ti.

Do aroma presente
Das flores campestres,
Do canto silvestre,
Fazendo alvorada,
Ao índio, seu mestre.
Rompendo a madrugada.

Que sorte da índia,
Um dia eu vivi,
Vivendo na mata,
Distante daqui.
Ouvindo a melodia,
Ao aroma e poesia,
Quisera algum dia,
Chegar até ali.

A vida

Para alguns, um poema.
Para outros, um sacrifício.
A outro ainda, um dilema ou nada.
"O nada" que voa e vaga,
Que nega ou que paga,
Que joga na zaga,
Malabariza a fraga,
Dribla a praga,
Que pega e não paga,
Efeito de maga,
Mesmo quando se apaga,
Ainda há viver.

A vida acontece

À presença da luz,
A flor desabrocha
Irradia a beleza,
Transcende a cor,
Exala o perfume,
Oportuna à vida,
Aromatiza a natureza
Em versos multicores,
Aromas e sabores,
Dádivas e louvores
Ao Mestre Criador.
A vida acontece,
Viver é prece,
O elo fortalece
A criatura e o Criado.

A vida, tal qual o vento

A vida, em certos momentos,
Parece flutuar.
Risos de contentamento
Transpõem o simples olhar,
Trazem à tona o sentimento
Criando seu próprio altar

Inicia, então, o tormento
Tudo começa a mudar.
A vida, tal qual o vento,
Descortina o sentimento
Que noutro momento
Parecia não existir.
Sufocada no próprio manto,
Intensamente, começa a fluir

Aí, então, pouco importa
Que saibam, digam ou pensem.
Tudo está fora de nossa porta
Sonhar, amar e viver
É algo precioso, é sensacional
Flutuar nesse paraíso,
É prêmio, é vida, afinal.

Abuso de poder

É deveras insustentável,
Todo o abuso de poder.
Pode, o que não pode,
Não pode, o que deveria poder.

Difícil é conviver
Tão louca desventura.
Todo princípio tem fim,
Há de ter essa loucura.

O fim do faz-de-conta,
Que tanto maltrata o mundo,
Terminará, então, o abuso
Do poderoso vagabundo.

Aconteceu

Ainda que tarde,
Ela aconteceu.
Foi necessário
A fome, a miséria
E a humilhação,
Corroerem o corpo
Até a alma, daqueles,
Que melhor que ninguém,
Conheceram o gemido,
Na sua total amplitude,
Do supremo grito de dor
Ao silêncio de morte.
Dos sonhos e da esperança.
Após muita dor e lágrimas.

Surgiu, então, à defesa,
Usa o último recurso,
Cansado, não abatido,
Louco não, persistente,
Alma e coração partido.
Respira o sobrevivente,
A história é seu percurso,
Enquanto jazem os discursos,
Mesmo que temporariamente.

Adolescente

Olhos espertos, olhar de ternura,
Meiguice e malícia com certa doçura.
Primeiro instante um leve receio
Na busca do estranho, do desconhecido, do alheio.

Sabe-se que navega em devaneio
No barco da sorte com remos da vida
No mar dos sonhos; a esperança colorida,
Dos inúmeros caminhos; entradas e saídas.

Dos múltiplos caminhos e situações indefinidas,
Vê-se no labirinto formado a régua e compasso
Na busca da identidade; seu lugar no espaço.

E, assim, segue... Dos sonhos coloridos
Resta, muitas vezes, a frustração vivida
Do barco da sorte, dos remos da vida.
Vida, que tanto requer atenção e guarida.

Acontece até os dias atuais,
Tanto se fala e pouco se faz
Meta ou diretriz, alguma, satisfaz.
À humanidade, vida plena e paz!

Alegria e lágrimas

A princípio, teus pais olharam para você;
Instantes após tua irmã, de
Repente: São Paulo, Brasil, o mundo,
Todos. Todo mundo olhava para você.
O universo passou a ser tua conquista,
Não havia limites para você.

Sempre mais próximo do infinito.
E conseguiste melhor que
Ninguém provar,
Não há tantos limites nessa vida,
Apenas dois opostos:

Da infinita busca da perfeição;
Ao lugar mais próximo de Deus.

Sei que lá estás, porque foste o melhor; na
Infinita busca do melhor em vida.
Levado, pelo amor amigo e companheiro,
Viveste, intensamente, o que havia para viver,
Ayrton do povo, Ayrton brasileiro.

Até lá! Juntos de Deus.

Alma ferida

Alma ferida, face enrugada,
Mãos contorcidas, vestes esfarrapadas,
Fiapos de vida, fera enclausurada,
Visão distorcida, unhas encravadas.
Roteiro do verso; vidas flageladas,
Fim do caminho, conquista do nada.

Do nada que grita e nada que fala,
Cantar até canta, mas canta o nada,
Nada do que sente é transparente,
Então, suficiente à alma estraçalhada.
Alma que se foi, logo depois,
Entre tantos pois, e nada sois,
Até à configuração do nada.

Amanhã

Se não houvesse amanhã
Que seria da humanidade,
Que deixa e espera o amanhã
Como fruto da tranquilidade?

Amanhã eu faço, eu vou,
Assim, facilita o dia a dia
Amanhã anoitece e o dia passou
Espera! Amanhã é outro dia.

Deixe para amanhã! Diz o preguiçoso.
Não! Tem que ser já! Diz o afobado.
Calma! Vamos com calma, o meticuloso.
Já está pronto! Diz o apressado.

Que hoje e amanhã tão diferentes,
Cada qual com seu jeito!
Assim, vive toda esta gente
Julgando-se, a si próprio, perfeito.

Amanhecer

Amanhecer de luz e cheio de esplendor
À noite, à meia luz, foste todo amor,
Ao qual eu me propus, estar ao teu dispor,
Jurar aos pés da cruz, grande e eterno amor.

Durante primaveras, você me fez feliz
E feliz também tu eras, e como foi feliz
Viver entre quimeras, o amor e seu matiz,
Matiz da primavera. Feliz, feliz, feliz!...

Por querer-te tanto, muito suportei.
Em lágrimas e pranto, até te perdoei.
O perdão foi santo, o amor, eu já não sei,
Ser escrava dos encantos, não foi o que desejei.

Busquei, então, nova luz e todo seu esplendor
A conduzir minha vida, num futuro promissor.
Ainda que eu já propus, no meu jeito sonhador.
Suportar pesada cruz, ao convívio do amor.

Amor incolor

Você, meu irmão, da pele morena,
Se ao acaso tua pigmentação
Trouxera algum conflito ao coração,
Não te aborreça. Recupere a calma
Fazendo um passeio no interior da alma,
Onde reside o sentimento maior,
Casualmente este sentimento é incolor
E reside na alma amável e serena.
Quem, ao acaso, maltrata pela cor,
Com certeza, sente-se tão inferior
Que a si próprio se condena
Por ainda não haver apreendido
A verdadeira essência do amor.
Logo, não perca a calma
Nem recrimine a quem te magoou.
A sensibilidade deste é tão pequena
Que ainda sequer percebeu
Que tua alma e pele morena
Existem sim, por intermédio de Deus.

Amor sublime e sensual

Qualquer momento, um brilho nos olhos,
Um instante de ternura e volúpia
E um sentimento chega de súbito,
Invade o nosso ser como se fosse dono.

De repente, somos dominados
Pelo sentimento
E por esta vida afora
Seguimos, dois em um,
Ligados por um elo comum
A todo despertar da aurora.

E ao pôr do Sol incandescente,
Sôfregos de sentimento ardente,
Unidos corpo a corpo, mente a mente,
Deixamo-nos levar suavemente
À conclusão de um mesmo ideal
Por muito nos amarmos, afinal,
Acordamos leves, suaves e envaidecidos
Num poema sublime e sensual.

Antes de qualquer coisa

É preciso acreditar
E encontrar um jeito
De continuar a viver
Sobretudo, acreditar
Na vida e no Criador

A alma e o espírito
Adquirem a sublimidade,
A paz almejada.
Dão a certeza
De que vale a pena
Empenhar maior esforço.

Todo o ocorrido
Trás consigo algo bom
Com serenidade e sabedoria,
É possível, visualizar esse bem
Mesmo que depois...

Antes de tudo...

Antes de tudo,
Quero ser feliz...
Poder correr pelo campo
No romper da madrugada.

Sentir o orvalho,
Úmido e perfumado,
Da manhã de primavera,
Que ainda não chegou.

Banhar meu rosto,
Com a infinita esperança,
E certeza de que sempre
Há tempo para ser feliz...

Para sonhar e crer
Na própria felicidade
E que torná-la possível,
É questão de momento.

Apenas um sonho

Acordei, penso logo em você.
O telefone toca,
É você. Você chegou.
Estás mais perto.
Adorei você ter vindo.

Que delícia! Poder estar
Num cantinho do seu coração.
É tão quentinho, tão macio.
É tão suave que não há palavras
Apenas poesia. Poesia e carinho.
Muito, muito amor e emoção.

Sinto as carícias de suas mãos
Sobre as minhas.
Suavemente, minha alma flutua.
Nesse fluir
Minha vida já é sua.

De repente,
Sinto-me vagar pelo espaço
Vejo você, corro ao seu abraço
Acordo.
Vejo então
Que tudo é um sonho.

As consequências atuais

O verde celeiro lembra o passado,
Oculta riquezas e momentos maus.
Traçaram caminhos deveras errados,
A encontrar-se hoje à beira do caos.

Arbustos que restam, suas folhas agitam,
Às vidas aflitas que vem e que vai,
Sem ninho e sem rumo, vidas benditas!
No seio habitam e depressa se esvai.

Violência e tortura fizeram sua história
Fixaram na memória marcas imortais,
Herdeiros de escravos e homens de glória.
E as vítimas da miséria dos dias atuais.

Recordar os tempos dourados,
É rever o passado, suas cenas cruéis,
Causa de morte a heróis e coitados.
Renda e riquezas a reis e coronéis.

E agora, qual será a sorte?
O que será de toda nossa gente?
Na luta da esperança clava forte.
Sofridos e unidos, vão em frente.

Clamam justiça, de sul a norte.
Direitos iguais a toda a gente.
Fez, da pátria o principal suporte.
A trabalhar e viver dignamente.

Asas da Liberdade

Voe,
Asas da liberdade,
Ande à toa, mesmo
Que não haja, à toa
No céu, na terra e no mar.
Voe mais alto, voe sublime,
Vá além dos horizontes
Desaponte os humanos, desaponte.
Leve-os além dos montes;
Contigo aprenderam a voar.
Quem sabe, aprendam a amar,
Além do próprio horizonte.

Atitudes

Parece futilidade
Jogar-se confetes.
Há quem conheça.
Quem sabe muito
Do pouco existente.
Mesmo que omita.
Talvez por respeito,
Às próprias qualidades.

A postura cristã
Está nas atitudes;
De amor, fé e justiça,
Que o homem pratica,
Na busca da paz
E do bem comum.
Ignora a vingança
Elimina a parcialidade.
Age em sintonia,
Com o seu Criador

Das qualidades;
é desnecessário falar,
demonstra-se nas atitudes
que se pratica, continuamente.

Brasil

Brasil dos poemas,
Rosas Madalenas,
Marias Filomenas,
Antônios e João.

Inesgotável poesia,
Sonho e alegria,
Sol e fantasia,
Arroz e feijão.

Berço dos poetas,
Compositores e atletas,
Histórias secretas,
Amor e paixão.

Do samba e da bola
Que rala e rola,
A sucata vira escola
E forma o cidadão.

Que clama urgente,
Por um país decente,
Respeito à sua gente
Às fraudes, punição.

Tudo é muito lento,
Apaga-se o tormento,
Chega ao esquecimento
Na busca do arroz e feijão.

O tempo passa,
O povo esquece
O criminoso desaparece

Às vezes até reaparece
Nas telas da televisão,
Mas já não é

Nicolau...
Paulo Cezar...
e João.

Brisa da primavera

Primavera, estação das flores,
A brisa úmida e perfumada,
Desliza delicadamente na face
Do sonhador e do poeta,
Deixando na pele o aroma
Das flores do campo,
E ele começa a poetar.

Desliza na face do mendigo
Que dorme no relento da noite
Coberto com o seu manto de lembranças,
As esperanças perdidas no tempo.
Lentamente, ele insiste resgatar,
E crer que o tempo volte a brilhar,
E resgate a vida, perdida no tempo.

Cálice da vida

Universo

Planeta

Água

Solo

Luz.

Ar

Vida

Cálice

Universal

Compreensão

Muitas vezes somos surpreendidos
Com certas atitudes adversas,
Embora tentemos compreender
Atitudes de pessoas perversas,
Contudo, não trazem prazer.

Outras vezes até nos aborrecem
Visto que o amor faz crescer,
Amando-as e perdoando-as
Quem sabe, aprenderão viver!

Creio no que faço, então sou professor

Sou professor, talvez um mestre sonhador
A ensinar tudo aquilo que aprendi
Com grandes mestres, entre eles, o ***Doutor***
Quem me ensinou que sempre posso ser feliz.

Acreditando que de tudo sou capaz
Com meu aluno deveras sonhador,
Que a cada dia, ao meu encontro, vem buscar
Na grande escola do saber, até o amor.

Já me disseram que sou mais um sonhador,
Que pouco adianta ter um grande ideal
Sem dinheiro, sem um salário promissor
Tudo é um sonho. Um grande sonho, afinal!

Descaso

O homem imerso a enigmas
Conflitos, angústias e dissabores
Perdera grandes valores
Por conta de alguns vinténs.

Na troca de favores,
Buscando seu próprio bem,
Chegaram os dissabores
A miséria social também.

Hoje, quase sem tempo,
Num intenso vai e vem,
Fala-se de grandes valores,
Fingindo que tudo está bem.

Desejo de vingança

Mãos e pés amarrados,
Corpo e alma em feridas,
É o preço do pecado,
Quando a ofensa é descabida.

Em tempos de desventuras,
Há conflitos, mágoas e dissabores,
Vai-se ao fundo da sepultura,
Sem ver réstias multicores.

A vingança, o rancor e o ódio,
Ingredientes próprios da loucura,
Ainda que leve alguém ao pódio,
Não livra ninguém da sua sepultura.

Despertar para Deus

Um dia nasce uma estrela.
O caminho é iluminado.
Ao encontro da vida,
Claridade dos sonhos,
De amor infinito,
De um ser que tem alma,
Alma em ritos,
Ritos que acalmam
O eco dos gritos:
Dos gritos da alma;
Da alma em conflito.

Com amor na alma,
A mente se acalma
Olhando o infinito.
Percebendo o bonito
No interior da alma.
Vivendo em Deus
Desfaz-se o mito,
Plenitude em paz
Retorna a calma.
O amor é quem faz, acreditar
Vivendo com amor mútuo
Que em tudo se é capaz
Lutando e crendo em Deus.

Doce lembrança

Sinto você, em meu corpo aquecido pela saudade.
As carícias das suas mãos a deslizar suavemente...
Lembro, então, seus abraços,
Sinto-me adormecer nos seus braços
Sem pensar em futuro ou presente.

Oh! Como é gostoso sentir!
Lembrar seu olhar de mil desejos,
Beijos antigos, calorosos beijos,
Beijos que me deste... beijos que senti.

Surgiu um novo tempo...
E como o vento, você passou
Ficando a poesia do sonho
Que o tempo não apagou.

Doce saudade

Sensibilidade humana
Chega de mansinho,
Invade o coração
Uma forma de carinho
Diferente de paixão.

Faz voltar ao passado,
Reviver o momento
De amor, ternura e paixão.
Leve e solto sentimento
Acompanhando de emoção.

Páginas da vida
Pétalas de multicores
Perfume, da esperança
Orvalha a lembrança,
Faz reviver os amores.

E a vida então será

É tempo de sonhar a ternura,
De viver sem dor e amargura,
Parar de lamentar a desventura,
Se é que por acaso ela existe.

À vida, não cabe o lamento,
Requer os sólidos sentimentos,
Capazes de superar o momento,
Que eventualmente, até seja triste.

Haveria razão mais segura,
A justificar a escassa ternura,
Não fosse a falta de estrutura,
Do homem em seu próprio mundo?

Então, esperar do ser humano
Nobreza e amor profundo,
Diante da dificuldade desse mundo,
Parece ser um tanto desumano.

Se um dia, isso vir a acontecer.
Então, Cristo, no seu amor eterno,
Terá livrado o homem do inferno,
Das limitações que tanto o faz sofrer.

Terá o homem, vencido o mundo,
Pelo sentimento nobre e profundo.

E agora, Brasil?

E agora, Brasil?
Berço de um hino
Glorioso, menino
Quem te viu crescer,
Forte e robusto
Firme em teu busto
Para o que fosse
Te acontecer.

Ó Meu Brasil,
Brasil de meu povo
Te quero de novo
Com paz e prazer
Ver meu irmão,
Irmão brasileiro
Com olhar ligeiro
Pronto a vencer.

Amado Brasil,
Pátria mãe gentil
Teus encantos mil
É nobre canção.
Sepultas, no entanto,
Em recente passado
Mil sonhos dourados
De inúmeros irmãos.

E então, meu Brasil?
O que é desse povo
Que renasce de novo
Com firme opinião.
Querendo mudanças
Melhorar teu destino
Fazer do teu hino
Legítima direção.

E agora, Brasil?
Brasil de meu povo,
Brasil de novo
Brasil, meu irmão.
Vai firme à luta,
Irmão brasileiro,
Defenda o celeiro
Com paz e união.

Firmeza, Brasil!
Brasil, brasileiro.

É do ser humano

Buscar a luz que brilha
E clareia o longo caminho,
Suaviza o ferir dos espinhos,
Do árduo e do lento caminhar.

O feixe de luz que dá à vida
Fortaleza, amor e respeito.
À busca do ser perfeito,
No interior do próprio ser.

O humano, o quanto é possível,
Sensato, e mesmo saudável,
Em certo momento, é louvável,
Noutro evasivo, porém.

Quer no outro o que não possui.
Isenção da própria culpa,
Admite o erro, pede desculpa.
Crendo em Deus no infinito, amém.

É histórica a conquista

Longo, muito longo, foi o percurso e o discurso,
Um tanto lento, mas atento, foi o árduo caminhar,
Isso é próprio do mundo que por vezes parece imundo,
Sustentáculo de força, as quais se pretende mudar.

Imaginando e projetando, no tempo e no espaço,
Nada muito seguro a que pudesse contar,
Além da certeza e do empenho benfazejo,
Criando e recriando forças, objetivas sem cessar.
Instigado pelo desejo de ter um país mais justo
O jeito era prosseguir, jamais recuar ou parar.

Lento, porém certo de que seria o futuro,
Unindo mais e mais forças para melhor superar
Leviandades e as agruras das grandes maracutaias,
Armadas a toda sorte, a todo tempo e lugar.

Deu tempo ao tempo e, em atitude singular,
Abriu as entranhas do poder e conquistou o grande altar.

Sim, chegou a hora, é tempo de vitória,
Insistindo e praticando, o momento fez história,
Lenta, foi apenas a forma de chegar.
Viagens, sacrifícios, suplícios e dissabores,
Até se parecem flores, a quem sabe a onde quer chegar.

É normal

É normal ser anormal
No mundo dos diferentes,
Em seu contexto desigual,
O normal é ser diferente,
Figurando o corpo e a mente
Na busca contínua do normal.

Se, não consegue ser igual,
A própria produção em séries,
Por que razão, as intempéries,
Haveriam de transformar,
Um suposto ser normal?

Cada qual no seu interior,
Sabe o quanto desconhece,
Loucura seria se quisesse,
Transpor as suas diferenças,
Ingerindo ignóbeis crenças
No intuito de ser "normal".

Em busca da paz

Olhai os lírios do campo
Moverem-se na brisa leve.
Ouvi o cantar dos pássaros
Anunciando o anoitecer e amanhecer,
O borbulhar das águas nas rochas,
Os jardins em flores que exalam o perfume
Suave e sublime bálsamo da alma.
Vem a calma num gesto de oração
A alma se eleva ao além infinito.

Há no infinito tão azul
Imagens magníficas de esperança,
Paz e prosperidade infinita.
Alma meiga de criança
Em sonho leve, sublime e suave,
Aguarda o livre amanhecer
Num eterno hino de paz
Em harmonia com o seu criador.

Em busca de perfeição

Sempre que for possível,
Sair de si mesmo, convém ir.
A viagem é percurso indefinido
A contínua busca do sentido,
À eternidade dos imortais.

O sair louco e diferente,
Do buscar, continuamente,
Sentido e novas direções,
Gera o caminhar reflexivo.
A busca contínua de objetivo,
A todo o momento, algo mais,
Fez de alguns humanos, imortais.

Era para ser gente

Fecundou, era menina,
Nasceu, continuou menina,
Cresceu, deixou de ser,
Escolheu ser diabólica.

Ainda que bela, é maquiavélica
Sem delicadeza, muito rompante
Há que se polir, qual um diamante
Quiçá se torne em criatura Angélica.

Na insignificância do seu ser,
A reprodutora que a geriu,
Julga ser mérito seu,
O corpo que reproduziu.

No entanto, ao seu desencanto,
Tal mérito é da mãe natureza,
Sem nada seu, apenas a certeza
De não ter sido mãe, a filha perdeu.

O mistério de ser mãe vai muito além de reproduzir um corpo semelhante ou até mais belo do próprio.
Qualquer espécie animal, por mais rudimentar que o seja, é capaz disso com a muita perfeição.

Esperança

Como será você, meu amanhã?
Onde estarei nesse universo?
Serei acaso o inverso do verso?
Quem sabe o passado da anciã?

Que anda vaga e tonteia,
Deixando pegadas na areia.
Por onde passa semeia,
A esperança e fé no amanhã.

No amanhã,
Que vem e passa,
Embora pareça sem graça,
Há sempre um novo amanhã,
À medida que o tempo passa.

Está revelado

Há muito oculto,
Hoje, às claras
Não há engano.
O jogo é conhecido,
O mesmo de sempre
Muitos conhecem,
Até mesmo o preço.

Muitas jogadas
Bem planejadas
Bem sucedidas.
Próprias para ganhar,
Ganhar sempre,
Ganhar muito.
Perder nunca!
Sempre ganhar.

Instiga o mundo
Aos que acreditam,
Que os imitam,
No vestir e calçar.
Na escolha do nome,
Da vida que começa.
A esperança sem pressa,
Do seu sonho, realizar.

O domínio do mundo,
oculto nas três cores,
ousou, até ser atacado.
Enfurecido, fez-se chamas,
Supondo estar amparado
E o seu inimigo ter recuado,
enquanto adormece no deserto
para um novo despertar.

Estar com você

É viver um poema.
É ouvir um recital sublime e suave
Envolvida em ternura serena.
Sobrevoar rumo ao pôr do Sol
Repousar sobre nuvens rosadas
Cintilando o vagar da madrugada
Imersa em sedutor carinho.
Amando, amando muito e ser amada.

Eu pude ver

De repente, eu pude ver
Nos olhos de meu irmão
Ansiedade por viver
Em paz e comunhão.
Pude, então, perceber
Que amor e compaixão,
Se tem a oferecer,
É um gesto de oração
Capaz de merecer
De todos compreensão.
Logo, compreender
É o caminho do perdão
Perdoar para bem viver
Em contínua comunhão:
Eternidade da vida e salvação.

Também pude ver
As mãos de meu irmão
Calejadas a tremer
Diante da insatisfação,
Cuja família carece
De digna compreensão.
Entretanto, ao que parece,
O suporte da sociedade
A cada dia mais padece
Com a desigualdade,
Cuja vida a alguns oferece
Fortunas, riquezas e mordomias,
Enquanto a outros carecem
"o pão de cada dia".

Como conceder o perdão...
E organizar tamanha anarquia?

Fases da vida

Tudo é lindo e maravilhoso,
Um sonho de amor sem fim.
Amor ardente, sensual e vibrante.
A cada olhar, a cada gesto
Se refaz num simples recordar...
Delicioso tempo de aventuras,
De aventuras mil, de amor ardente
De prazer à vida. De delícias vividas
Da tão esperada hora da chegada
Plena de ansiedade e emoção.

E nesta verdadeira situação vivida,
Por vezes surgem imagens distorcidas
Vagando a ermo pela imaginação,
Causando mágoas e ressentimentos,
Até que, com o uso da razão
Percebe-se o quanto fora em vão
Viver tanto tormento
Por não se ouvir atentamente o coração.

Começa-se, então, nova etapa
Tenta-se rebuscar os bons momentos
Que fazem vibrar de emoção,
Porém nem sempre isso acontece,
O coração partido em lágrimas desfalece,
Já não há mais nada, nenhuma emoção.
Resta apenas, a inevitável separação.

Foi bom

Quando, enquanto eu acreditei
Que Papai Noel, de verdade, existia
Que a vinda do ser humano ao mundo
De modo divino, acontecia
Sem a necessária interferência do homem.

Que o ser humano
Era um ser muito especial,
Por isso, merecedor da VIDA,
De ser tratado com dignidade e justiça
Visto ser uma das criações divinas
De um ser muito especial chamado DEUS.

Fruto do abandono

Dorme no relento
A criança, sem o ser,
Também dorme o mendigo,
Sem afago, sem abrigo,
Sem o próprio amanhecer.

Dorme na laje fria
O sonho e a nostalgia,
A essência do viver.
Está ausente, à criatura.
Carente, busca a ternura,
Naufraga na própria loucura.
Vê que lhe resta morrer.

Morte, quer a morte,
Com tanto que traga sorte,
Suprimento que suporte
Aos seus, o amanhecer.
Importante, é o seu querer.
A vida requer o sentido,
Até a quem tenha vivido,
E aos poucos tenha perdido,
As suas razões para viver.

Há um poema que espera

Falar de amor, paz e respeito,
Acertar o mundo quase sem jeito,
Num jeito feliz para todos.
Que todos possam andar livremente,
Sorrir e cantar alegremente,
Sem interferir outro direito.

Que se possa falar a quem interessa,
Com a razão e o coração, sem pressa,
Usando palavras que ajudem, sem machucar,
Que digam de fato, o que se propõe falar.

Que a fala da fala, seja amor e respeito,
Traga a paz, progresso, o sucesso perfeito.
Possibilite a todos, vida e harmonia,
E a criação e trabalho, desfaçam a agonia.

Ainda há tempo, quem sabe algum dia,
Se torne realidade, o que parece utopia.

Haveria razão?

As lágrimas secam,
A dor não é a mesma.
Cansada de injustiça
A humanidade já sofre.
Parece insensível
A dor que o mundo sente,
A morte já não é morte,
Como a vida é um repente,
Um sonho inacabado,
Ao pobre e indigente,
O fim multiplicado,
Ao sonhador carente.

A morte, quando morte,
Consegue ser diferente
Talvez um momento de sorte,
Ao faminto e carente.
Eu vi lágrimas rolar,
Ao World Trade Center
O mundo haveria de chorar
Uma dor que já não sente?

Herói

Herói da desobediência,
Amigo da benevolência,
Militante da solidariedade.
Infringiu a lei suprema,
Livre, enfrentou o problema,
Tomado por súbita coragem.
O ato racional e sábio,
Neutralizou a força do barão.

E se fez herói do coração
De um povo que sofre
As dores do abandono.
Com raras razões para o riso,
Que acredita estar no paraíso,
Paraíso com resquícios de amargura,
E de atos heroicos e louváveis,
Em corações repletos de ternura,
Que deixam os menos miseráveis.

Infância

Os pássaros sobrevoam
Os galhos da laranjeira...
Recordo, então, com saudade
A infância alegre e faceira
Os momentos de felicidade
De uma vida passageira.

Da infância vivida,
No lugar onde nasci,
Aquela gente querida
Com os quais convivi
Fases da minha vida
Que como criança sorri.

Momentos de grande ternura
Voltam à memória,
Onde o vovô com doçura
Contava as suas histórias,
Cujos gestos de bravura
Conquistavam a vitória.

O tanger dos sinos
Na hora da ave-maria...
Meninas e meninos
Sonhavam com alegria
Os presentes que Jesus menino
No Natal lhes traria.

Fantástica realidade
Bela e doce ilusão
Hoje o sino da saudade
Tange em meu coração.
Lá se foi aquela idade
Seu poema e sua canção...

Circulam à minha volta
Meus filhos com alegria,
Enquanto outras crianças
Deixam perceber nostalgia
No seu olhar carente
De amor, ternura e fantasia.

Insegurança

Tentando ver além das aparências
Ao encontrar um olhar perdido,
É possível ver a inocência
Oculta no olhar de um bandido.

Noutros momentos, para precaver-se
Presumindo a existência de maldade,
Tanto se faz para proteger-se,
Que se afasta a própria felicidade.

Nessa constante incerteza,
Entre o real e o aparente,
Há espaço para surpresas
Como há para os inocentes.

Joana

Já antes de nasceres, ainda muito pequenina,
Os teus gestos delicados qual de uma bailarina,
A meiguice e a delicadeza, desde então te pertenceu.
Nasceste, e contigo nasceu a alegria e a esperança.
A vida desabrochou em ti, com o jeito de criança.

Porém és carinhosamente responsável.
Ainda que pareça difícil, a caminhada e
Um pouco mais que demores na tua estrada,
Lenta é apenas uma forma de chegar.
A vitória é o que importa, e você vai alcançar.

Recuperar as forças é fortalecer-se para melhor chegar.

Bem a primeira etapa já está vencida.
O importante agora é te firmares na caminhada,
Na certeza, eu estou certa que podes alcançar.
Àquilo que queres és a causa e o efeito,
Tens em ti o amor de Deus e o respeito,
O que realizes tudo o quanto você desejar.

Lembranças

Éramos sós.
Encontramo-nos no meio do caminho
Os atrativos fizeram com que nos unissemos
E desde então, tudo começou a se distanciar
Em passos lentos, mas harmônicos.
A confiança, o carinho e o amor.
A esperança foi perdendo a sua força,
O amor cedeu lugar à mágoa,
O carinho trocado pela agressão,
A confiança, pobre da confiança!
Estrangulada tão precocemente
Que desilusão, tragédia e decepção!

Tento recordar desde o começo
O começo de tudo; desde o amor,
Agradável, cheio de calor...
Havia tanta ternura, amor e paixão,
Havia vibração em tudo, carinho, sexo e olhar.

Um desejo enorme de estar juntos,
Uma louca necessidade de amar,
Assim, vivemos e amamos muito
A maravilhosa sensação da carícia
Os nossos corpos vibravam entregues ao amor
E nossos sentimentos a tudo nos dominavam.

Entretanto, tudo mudou,
Permitimos que tudo ficasse assim,
O fim desse amor e seus encantos.
A desconfiança maltratando, você e a mim.
Que foi feito, desse amor, se, no entanto,
Em pouco tempo optamos pelo fim?

Lindas flores

Encantam, as Margaridas,
As Hortênsias e as Bromélias,
As Acácias e as Camélias,
As Dálias e os Girassóis.

Brilham as Dálias
As Clemências, as Camélias,
As Rosas e as Amarílis,
As três Marias e as Mirassóis.

Flores, lindas em essências,
Aromáticas multicores
Encanto dos beija-flores,
Aconchego dos pardais.

Mais uma vez

Todos param diante de ti.
Observam, o teu andar,
Lenta e continuamente,
Segue o teu caminho,
Esse é o teu ritmo
Parece preguiçoso, o teu caminhar.

A grandiosidade de tua força
Proporcional às tuas dimensões,
Mobilizaste muitos corações,
Muitos poetas tu fizeste sonhar.
Tão grande quanto as tuas estruturas,
É romântico o teu caminhar.

Enquanto existir um poeta,
Uma Maria Fumaça a circular,
Haverá corações românticos.
Capazes de viver e sonhar,
A mais bela fantasia,
Que se pode imaginar.

Máquina do tempo

Gira, gira ...
Mesmo sem rodas, ele gira
E como gira!
Suave e continuamente
Segue o seu rumo
Que de todos os rumos
Parece o mais perfeito
Tem seu próprio jeito
Não se deixa dominar
Pelo mutante insatisfeito.

O ser mutante, homem.
É especialista em mudar.
Muda tudo em sua volta
Destrói florestas,
Vidas de toda espécie,
Obras de arte...
Parece ter raras dificuldades:
Mudar a sua própria história,
Respeitar o bem comum
E viver melhor o tempo.

Meu Paraná

Paraná, Paraná, Paraná.
Nas tuas florestas canta em festa o sabiá
Gralha azul, símbolo do Sul, não canta mais,
Todas partiram, com teus grandes pinheirais.

Um dia tu foste, eu sei, ainda serás
Basta que queiram os teus filhos, Paranás
É preciso, ter juízo, sei que há.
Conte comigo, estou contigo, Paraná.

Berço de grandes florestas,
Onde aves fazem festa,
Com seu terno cantar
Do início ao fim do dia
Em seu hino de alegria.
Hoje essa nostalgia
Paira no ar.
Neste ar que se respira
Pela fumaça que fazem,
Onde muitas vidas jazem
Nas florestas a queimar.

Paraná, te quero verde
Com águas transparentes
Vidas que a nossa gente
Aprendeu a preservar.
Hei de ver com certeza
O brilho da natureza
A luz, vida e beleza,
No teu peito a pulsar.
Hei de ouvir novamente
O cantar da gralha azul
Hino sempre presente
Nos pinheirais do Sul.

Mirá Guaraci

À sorte da índia
Mirá Guaraci
Filha da tribo,
Tupi Guarani
No centro da mata
Ao luar cor de prata,
Junto à cascata,
Encontrou Acari.
Herdeiro da mata,
Do luar cor de prata,
Amado e querido,
Por ela, escolhido
Quando era guri.
Ouvindo a sonata,
Junto à cascata,
Ao luar cor de prata,
E o cantar da Juriti,

Filhos da mata,
Do luar cor de prata,
Ouvintes da sonata,
Vosso canto, eu ouvi.
Distante da mata,
Também da cascata,
O hino que ouvi,
Jamais esqueci,
Nem vos esqueci,
Mirá e Acari.

Mistério

Já faz tanto tempo,
Você, como o tempo e o vento,
Também passou.
Deixou mistérios, fantasias,
Marcas de amor e hipocrisia.
Você que de repente
Surpreendeu, pela ousadia,
Confundiu, com a fantasia,
E feriu, pela hipocrisia,
Fez-me sentir, a nostalgia...
Ainda assim,
Fez-me reconhecer, o que sou
E o que nunca cheguei a ser.

Mistério do ser

Algo estranho acontece.
Você chega, surpreende,
Me deixa encabulada,
Tonta, doida.
Não sei por quê?
Você é diferente.
Um mistério,
Algo estranho,
Um tipo carente,
Dito boa gente,
Mas que de repente
Não sei por que veio...
Nem mesmo o que houve,
Nem quando partiu,
Nem o que esconde,
Atrás do mistério
Que a vida permite,
Impondo limite
Ao ser,
E ao saber ser.

Morte

Na alma dorme,
O sonho de menina,
A lágrima se consome,
Já não é mais cristalina,
Flutua sem ressonar,
E o sonho quase termina.
Insiste mais um instante,
Tenta lapidar o diamante,
Mesmo estando distante,
Antes que tudo se termina.

Nem Nobre, nem Pobre

Calado, muito calado, continua
Maltratado, fatigado não vai à rua
Assustado, nada vê, fica na sua
Machucado, por idolatrada, nobre perua.

Sem abrigo, só castigo, sol e lua.
Omisso, o reboliço continua,
A incerteza da sobremesa já flutua,
Outra vez, amada perua, a culpa é sua.

Medo, não há segredo só avaria,
Não há sonhos, só infortúnios e anarquia,
Come calado, é educado a mostrar alegria,
A enaltecer, à nobre perua, sua fantasia.

Não é nobre, nem pobre, apenas nada.
O nada sem nada, sem luz e madrugada,
Desalento, sem sustento e hora marcada,
Bate na porta, mas a porta permanece fechada.

Papel

És meu amigo sem alma
Nas horas vagas de inspiração.
Em minhas revoltas, és calma.
Na minha calma, canção.

Em teu silêncio está a magia
Em tua face serena, a calma.
Ao te transformar em poesia,
Tens todo o sentido, tens alma.

Amigo e fiel companheiro
Parte do mundo existente.
Contigo, caneta e tinteiro
Meu grande amigo e confidente
Transponho a ti por inteiro
Meu mundo, meu ser, minha mente...

Pensou ser mãe

A princípio era gente,
Pensou, era gente,
Como gente, engravidou,
Havia um feto, depois, outro.
Nascidos, se pareciam gente,
Delicados, meigos e serenos.
Cresciam linda e delicadamente.
De repente, as suas ventosas,
Destilavam substâncias venenosas.
Seriam gente, ou confusas serpentes?
Havia falta de jeito e desrespeito,
No seu jeito gente de ser.

Era para ser mãe,
Até pensou ser,
E ter gerado criaturas,
Humanas de corpo e alma.
Eram corpos espiritados,
Infelizes e desalmados,
Nada tinham, de divino.
Faltava amor e ternura,
E, ausentes de sabedoria,
Não conheciam paz e harmonia.
Não foram filhos de uma mãe,
Houve, apenas, a reprodução.

Planeta sem luz

Escuridão

Solo seco

Farelo de planeta

O
Eco
do
Grito
Infinito
Da
Morte

Poesia

Inspiração d'alma,
Bálsamo que acalma.
Arte e magia,
Vagar pelo espaço,
Sem régua e compasso
A realidade e fantasia.

O tempo passa
Em estado de graça
Com serenidade e paz,
No mundo desejado
Isento de pecado
O que melhor satisfaz.

A luz que fascina
A inspiração divina
Na essência do ser,
Do ser que flutua
Da Terra à Lua
O eterno renascer.

Jamais morrer...

Poetas

Em noites de festa,
Luzes e canções,
Vibram os corações,
De sonhadores e poetas.
As luzes multicores,
Relembram os grandes amores,
Com eles seus dissabores,
Tentando suprir as metas.

Viajam na fantasia,
Corações almas e mentes,
Retorcem-se como serpentes,
E se descobrem poetas.
Adequando rimas às emoções,
Palavras, poemas e canções,
Parecem ter mil corações,
E simplesmente são poetas.

Por que você?

Por que logo você?
Se há tantos seres livres,
Leves e soltos, disponíveis,
Eu gostar de você?

Se eu não posso querê-lo
Nem mesmo em pensamento,
Por que razão esse sentimento
Me leva a você?

Se quando estávamos perto
E o quis tanto,
Por que não tirei esse manto
Que me afasta de você?

Sei o quanto me queres.
E sente a mesma delícia
Fingimos não haver carícia
E não sabemos o porquê.

Apenas o quanto nos queremos...

Precursor da liberdade

Voa,
tanto voa,
quanto é belo seu deslizar.
Canta, tanto canta,
quanto encanta os acordes do seu cantar.
Cores, são tantas as cores,
quantas as flores,
que sublimam o próprio olhar.
É síntese da beleza
Do encanto da natureza,
Símbolo de rara beleza, do viver, estar e voar.
Continue voando,
Continue cantando e encantando,
Na simplicidade e nobreza,
De viver
e amar.

Procuras a esperança

Infinitamente num copo de vinho
Como se dele brotasse, a luz do caminho
Segues atônito, sem esperança e fé.
E neste teu viver em desesperança
Não percebes ao teu lado a criança
Que a ti tanto ama e tanto quer.

Olhe, e terás então certeza
Nesse seu olhar azul turquesa
Reside esperança, amor e fé.
Sem verbalizar palavra alguma
Seu olhar traduz o quanto sente
E quer que te animes novamente
Antes, que tudo, se consuma.

Levanta-te, pois logo em frente
Um novo dia, te aguarda, pleno em luz
Verás, então, a esperança
Brilhar como o olhar de uma criança
Num conforto a que carregues a tua cruz.

Querer é poder

Não há dificuldade
Que supere a vontade
Quando se quer vencer.
Também não há meios
Que leve aos anseios
Sem, realmente querer.

Não há obstáculos
Que sejam intransponíveis,
Nem coisas impossíveis de querer.
Tudo pode ser conquistado
Sendo bem planejado
E executado pra valer.

Entretanto é necessário ter cautela
Em tudo o que se diz e faz,
E educação é a arma mais bela
Para alcançar o que se deseja
Onde quer que se esteja.
Com isso, todo mundo é capaz.

Quero vencer

Quero ter, nesse momento,
Força e bravura dos heróis,
Capacidade de voar contra o vento
Ultrapassar essa escuridão...

Oh poder! Poder de bravura
Capaz de ultrapassar as fronteiras.
Sai do fundo desta sepultura
Vem pra luta. Sê companheira.

Companheira de luta. Apoio otimista,
Força da vitória, da luz e do poder,
Afaste de mim o que é pessimista
Quero ser forte. Quero vencer.

Raça

Cinco séculos de história,
De lutas e de glórias,
De sonhos e desventuras,
De poesia e prosa,
De busca e desencontros,
De ganhos e perdas,
De luz e de trevas,
De vidas e de mortes,
De sinas e de sortes,
De tudo a quase nada,
De ternos e gravatas
Às bermudas esfarrapadas,
Das mãos suaves e macias
Às ásperas e calejadas,
Da eloquente oratória,
À audiência calada,
Dos brancos, negros e amarelos,
À miscigenação consagrada,
Fizeram brotar a própria história,
Que por muito ficou calada.

Reencontro

Reencontrei-te não por acaso
A saudade e a falta puseram-me em teu caminho
Sentindo-me só, procurei-te em meus sonhos.
Vagando sem rumo busquei teu carinho.

Senti o gosto amargo da solidão
A dura experiência de estar sozinha.
Viver só foi mera imaginação,
Não há vida sem o seu carinho.

Tudo fiz para suportar a dor
No entanto, senti-me pequenina,
Vi-me em trevas e nessa escuridão,
Mal suportei a emoção, ao ouvir tua voz cristalina.

De repente tudo clareou
Segui, então, o primeiro caminho,
Por felicidade esse me levou
Até você, teu amor e teu carinho.

Remorso

Surgem dias na vida,
Que tudo parece sorrir,
Outros parecem desfalecidos,
Muito parecidos a um lençol de morim,
Sem as grandes e as pequenas razões.
Consegue-se sentir o nada existencial.
O nada que se quer e incomoda,
Pela cultura de se querer alguma coisa.
Sem importar-se com o preço.

Surge, então, o sentimento de culpa.
A culpa que pede desculpa.
Que às vezes arranja desculpas.
Como se fosse tão nobre.
Sentir-se culpado, arrasado,
Num lençol esfarrapado,
Na fétida laje da cela.
Quando o sentimento já foi.
Nada mais há, nem depois,
A vida deixou de ser bela,
De ser luz e sentinela.

É muito fácil condenar o miserável,
difícil é reconhecer que pouco ou nada se fez
para combater a
miséria.

Serena sereia

Pisando na areia,
Ouvindo à Lua cheia
O cantar de sereia
Ao longe no mar.
Fazendo poesia,
Rimando fantasia,
Sonhando alegria
À luz do luar...

Fez-me perceber
Por um instante
Ser ambulante
Vivendo a vagar...
Olhando a Lua cheia
Pisando na areia
Ouvindo a sereia,
Seu lindo cantar.

Cantar alegria,
Cantar nostalgia,
É sempre poesia
Ao Sol e ao luar.
Alívio da vida,
Alma colorida,
Interna saída
Viver e sonhar.

Na vida, alegria,
Sonho e fantasia,
Rima e melodia,
Essência da paz.
A vida necessita
Serenidade infinita,
Uma busca aflita
Em terno hino da paz.

Seu nome é?

Alma de flores,
Senhor dos senhores,
Doutor dos doutores,
Fonte de luz.
Sábio, inteligente,
Vida transparente,
Protetor dos carentes,
Seu nome é...

Alma carinhosa,
Amável, caridosa,
Atenta e generosa
Exemplo de sabedoria.
Criatura presente
Protetora dos inocentes,
Serena e benevolente,
Seu nome é...

Sofrimento

Já não sabe porque chora.
Se é o corpo quem dói,
Ou se alma está ferida.
Sabe apenas que chora,
Que tem chorado muito.
E de tanto chorar,
A existência da dor
Que dilacera a vida,
A alma está cansada.
Qual um pássaro ferido,
Cujo corpo estraçalhado,
E alma enfraquecida,
A vida chegou ao nada,
Que dê sentido à vida.

SOS vida

A vida quer sonhar e quer viver,
a vida quer cantar e quer sentir,
Quer gritar, para viver a vida.

Quer sorrir e quer abraçar,
Quer viver e quer resgatar,
Resgatar o grande dom da vida.

Mísseis estão no ar a explodir,
Estão a arrebentar e destruir
A paz e o dom da vida.

A alma chora,
A vida indo embora,
O mundo implora,
E clama pela vida.

Que busca aflita,
Na esperança infinita,
Insiste e acredita,
Resgatar a própria vida.

O homem quer sonhar e quer viver,
Quer sorrir e quer manter,
Manter todas as vidas

A vida vai vibrar e vai cantar,
Vai viver e vai querer,
Querer viver a vida.

A vida é o Sol, é o mar.
É a luz, e o luar.
Vamos louvar a Deus, a vida.

Surgem os Momentos

Todo o ser que tem alma,
Há que ter bom coração,
De que serviria a vida,
Sem as grandes emoções?
Sem a constante busca,
A encontrar novas razões.

Ainda que se procure
Abafar o sentimento,
Nas entranhas da vida,
Surgirão novos momentos,
Capazes de retomar,
Risos e contentamento.

Todo sentido existente,
À nobre causa de ser,
Por vezes, parece indulgente,
Noutras, vago e raro sofrer,
Fases ao longo da vida,
Que superá-las é viver.

Te quero

Inventou mil pretextos
Para encontrar um jeito
De falar com você.
Tudo é tão complicado.
Penso certo, ajo errado
É difícil esquecer.

Te quero. Te quero tanto
Que às vezes me espanto
Se alguém chega a saber...
Outras vezes faço tudo
Me engano, me alegro e me iludo
Para estar juntinho de você.

Acariciar teu corpo moreno,
Beber todo esse veneno
Que me enlouquece e alucina.
Adormecer com teus afagos.
Amanhecer contigo num lago
Repleto d'água cristalina.

Ter você à distância
É viver num paraíso
Repleto de saudade,
Onde há quase tudo
Só não há felicidade.

Tempo de sonhar

Em teu sereno olhar,
Há algo incomum,
Capaz de me levar,
Sem ir a lugar algum.

À luz do teu olhar,
Faz compreender,
O tempo de sonhar,
De amar e de querer.
Sem ter de acordar,
À luz do amanhecer.

Te amo, sem cessar,
Com todo o querer,
Quero te abraçar,
Amar-te e viver.

À luz do teu olhar,
O sonho incomum,
É tempo de sonhar,
Sem ir a lugar algum.
Momento para amar,
E deixar de ser mais um.

Terror

Amores perfeitos,
Valores desfeitos,
Vidas destruídas,
Almas perdidas,
Corpos feridos,
Olhares perdidos,
Condenados a morte,
Poder do mais forte.
O terror do inferno
Usando terno,
Manifesta prazer,
Nas dimensões do poder.

Abatida, disfarçada e ausente,
Esconde-se a serpente,
Adormece, vagamente
Nas areias do deserto,
Até acordar-se novamente.

Uma prece a Deus pela Pátria

Oh, meu Deus,
Em homenagem à Pátria
Eu voz peço neste instante,
Fazei da juventude,
Profissionais brilhantes;
"Os Homens do amanhã"
Que precisamos ter,
Cujo ideal jovem e conciso,
Possibilite a todos o paraíso
Em vida: dignidade e saber!
Para que como filhos desta Pátria
Todos sejamos felizes por lhe pertencer.

Eu vos imploro, Senhor,
Que a vossa infinita luz,
Supra a falta de amor,
Torne mais leve a nossa cruz.
Que possamos caminhar,
Praticando o verbo amar,
A exemplo do Senhor Jesus.

Utopia

Tutuca, Macuco, Meleca, Xemia
Um tanto maluco com mente sadia
Girando o mundo, indo a fundo,
Encontrou Raimundo, grande viramundo,
Que num segundo, pintou seu mundo,
Com as cores da alegria.

Pensando, matutando fundo,
Concluiu com Raimundo,
Que ser gira mundo, era grande alegria.
Quiseram concertar o mundo,
Em fração de segundo,
Transformaram o seu mundo,
Numa grande melancia.
De polpa rósea brilhante,
E sementes prateadas,
Com a casca, bem resistente,
Da cor verde acetinada.
Fizeram um barco exuberante,
E foram à cachoeira dourada,
Deslizando águas verdejantes,
No romper da madrugada,
Rimando a fantasia e a alegria,
Com o canto da passarada.

Descobriram que ali havia,
Muitos brilhantes e esmeraldas,
Era uma grande poesia,
A vida por ali encontrada,
Havia sentimentos nobres,
Sentimentos fortes, profundos,
Poucas regras e sentenças,
Havia poucas diferenças
Entre ricos e pobres.

Viagem

Pensando num pássaro, cheguei às alturas.
Pensando num cisne, me atirei num lago.
Vi um mendigo, senti as agruras,
A dor e a tortura, a falta de afago.

Olhando as nuvens, senti a brisa pura.
Molhar o meu rosto qual noite em orvalho,
Quis um novo caminho, com menos espinhos,
Andei um pouquinho e encontrei o atalho.

Vida

Uma flor grandiosa,
Com pétalas delicadas,
De cor suave, e aveludada,
Delicadamente perfumada,
Qual o bálsamo do amanhecer.
Nas manhãs de primavera.
Dos jardins de nossa Terra.
Repletos de cores e luz.
A cada amanhecer.

Vida iluminada,
Amiga e companheira
Esperança altaneira,
Existência consagrada,
Luz do saber.
Afeto e ternura,
Razão e estrutura,
Esperança e candura,
A certeza do amanhecer.

Vila Velha

Laje corroída, pelas águas, ar e brisa,
Criação de Deus em plena rocha esculpida,
Nobreza, em formas semelhantes, transformada,
Esculturas do planalto, desta Terra muito amada.

Registro de romances, dos amores e suas nuances.
Espetáculo da natureza, com a sua arte e rara beleza.
Vila Velha do fundo de mar, tu fazes a poesia brotar,
No coração de um povo, que muito sabe te amar.

Você

Você é um poema
Que acalma,
Acalanta a minha alma,
Faz feliz meu coração.

És a minha alegria,
Doce amável companhia,
A suave melodia
Que afaga o meu coração.

És a paz e a alegria,
O desejo e a fantasia,
A vida em sintonia
Amor, ternura e paixão.

Você é algo especial

Tenho pensado em você.
Durante vários dias
Busquei na praia
Alguém que parecesse com você,
Com seu jeito de andar,
De olhar e de sorrir.
Milhares de pessoas, eu observei,
Em nenhuma delas encontrei
O que eu encontro em você.

Você é amor, é poesia,
Mais que a fantasia,
Que alguém pode querer.
É algo muito especial
Jamais haverá outro igual
Por mais que se possa crer.

Você, meu velho

Vejo-te, meu velho, a esta idade
A imagem severa do amanhã e a bravura
Com a qual enfrentas a tua realidade.
Entretanto, ainda és amável criatura,
Deixando perceber em teu olhar a necessidade
De amor, carinho, compreensão e ternura.

És forte! E sei que em ti, há esperança
Para ocultar dos teus dias a amargura,
Afagas com carinho e afeto a criança
Que a ti rodeia e sonha: amor e ternura;
Ouvindo tuas histórias que vagam na lembrança
Na tua alma de criança, cheia de amor e ternura.

Vendo-te andar trêmulo, hora fico estarrecida
Na situação de teus dias iguais a tanta gente,
Que durante muito tempo trabalharam na vida
Para que hoje pudessem viver dignamente.
Entretanto, vivem em situação deprimida
E seu sonho se desfaz vagarosamente.

Se tua imagem já não basta, então, insista
Para que haja mudança em tua realidade social,
O país que se preza em ser bom e idealista,
Tem que ter ao menos em seu seio nacional,
Sensibilidade e um planejamento realista,
Que satisfaça a sua realidade social.

A você, meu poema. Para Deus, minhas preces.
Que ele te livre de todo e qualquer mal,
Olhe pelos teus direitos, que te privam do que mereces,
Os quais tão escassos, àquilo que é essencial.
Como filho de Deus. Sei que Dele tu não esqueces.
Como filho desta Pátria, tens direito ao essencial.

Frases para pensar

A mais cruel das distâncias é aquela estabelecida pela pessoa afastando os próprios sonhos.

*

Subir e descer são embates da vida que exigem dignidade e sabedoria, é o que diferenciam algumas pessoas das demais.

*

Há pessoas que aprendem a subir e descer, outras sequer aprenderam subir, aí se perdem pelo caminho.

*

A justiça é uma atitude sublime enquanto praticada pelo homem.

Ser louco é ser diferente da maioria, então o que se pode dizer àqueles que elegeram políticos incompetentes?

*

O ser humano recebeu muitos dons, encontrou vários caminhos, falta, porém, o da justiça e da paz.

*

Sendo a trilha mais importante da vida o amor, é preciso compreender a pessoa alvejada pela injustiça, dor e miséria.

*

Omitir do homem a informação, o conhecimento é torná-lo subordinado aos princípios do poder dominante.

*

Administrar com recursos é facílimo, com poucos, depende da criatividade para torná-lo possível, o que é praticamente impossível é administrar a miséria.

Subestimar o outro é muitas vezes, condicionar-se as próprias ruínas.

*

Os desafios, a que se é submetido, fazem trilhar por caminhos jamais imaginados, capazes de proporcionar e surpreender pelo auto conhecimento.

*

O fator comum entre a censura ditatorial e a liberdade de expressão atual é que ambas falharam; a primeira, por omitir o conhecimento e a segunda por permitir a cultura do nada. Com isso, ocorreram grandes perdas.

*

Supor que alguém é tolo é reconhecer em si próprio a falta de competência, visto que, não existe o completamente tolo, e que há, quem se porte visando os seus interesses.

*

É absolutamente revoltante, um cão sendo alimentado com carne de primeira enquanto um ser humano revira uma lata de lixo em busca do alimento, parece contraditório, ser o homem imagem e semelhança de Deus.

Ainda que existe o dom da fala, parece insuficiente ao entendimento, persistem as agressões entre os seres humanos.

*

O professor que sabe do quanto ele é capaz, jamais fará um trabalho medíocre.

*

O trabalho medíocre é próprio de profissionais incompetentes.

*

É fácil falar de amor ao próximo, em paciência, diante das dificuldades, quando não fazem parte da própria vida.

*

Eles queriam que eu calasse, eu queria que falassem, ambos erramos.

*

Cuidado! O lobo pode estar bem perto de você.

*

Sempre há quem acredite em Papai Noel.

Muito se fala, pouco se diz, na fala da fala.

*

Há quem ocupe cargo por competência, e os que se beneficiam da competência dos outros.

*

Ser incompetente a alguma coisa é comum, raro é reconhecer as fraquezas e buscar corajosamente a própria transformação.

*

É comum apontar as obrigações dos outros, raro é encontrar quem aponte e o faça na íntegra.

*

A fome está no organismo, a alma que nele habita sofre e com ele se degenera.

*

Ignoraram a pobreza, a fome e a miséria do mundo, e hoje temem o bandido que se gerou.

Ignorar a pobreza e a miséria humana é assinar com antecedência, a sentença da própria morte.

*

A perversidade humana é péssima. Pior que isso é quando se alia a incompetência e insensatez.

*

Não há valores no mundo, que sobrevivam à fome.

*

De que servirá pensar apenas em si mesmo e ter que se proteger num colete de aço?

Leia também, da editora InVerso:

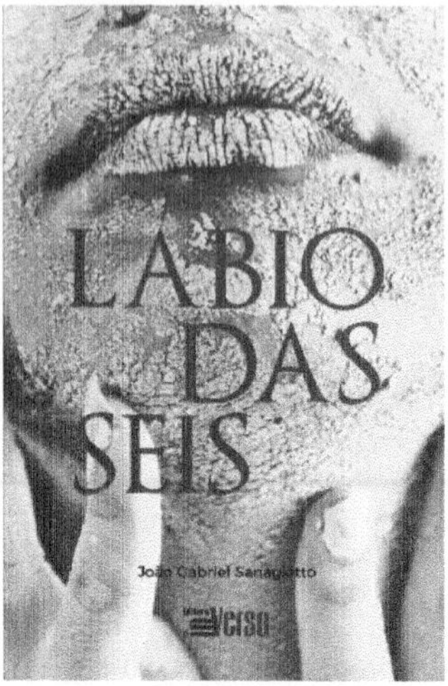

Os poemas contam que, há muito, uma mulher assassina exigia do eu lírico os seus pensamentos e o assassinou. Após isso, ele renasce meio preto e amarelo e canta a uma chamada Helena. Por fim, renasce novamente. Com o misterioso canto de uma pintora e um pássaro que insistiam em ser um só. Em **Lábio das Seis** o autor se aventura em uma escrita coloquial que permeia desde sonetos até versos soltos que falam de amor, melancolia e reflexão.

Jardins Imaginários da Minha Solidão é uma coletânea de poesias escritas pelo autor em momentos de profunda dor, profunda angústia e profunda solidão. É um rompimento com os sentimentos angustiantes... uma despedida. E como em toda despedida, é também um recomeço, um início de novos amores e novas floradas.

Escrito em português, inglês, espanhol e francês, o livro é um convite ao imaginário pertencente a tua desilusão.

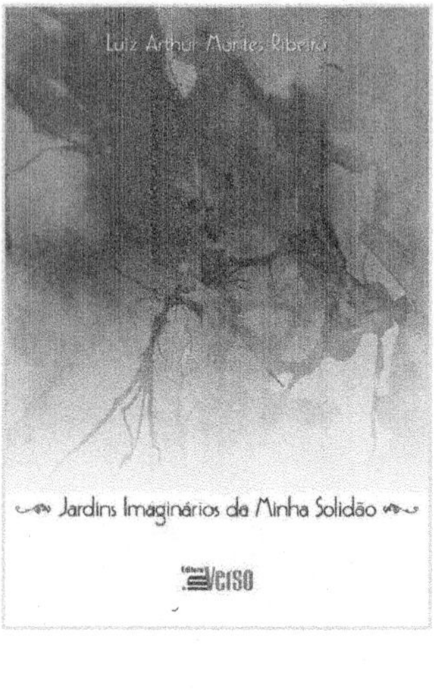